L'action réductrice

des Eaux d'Évian

sur

l'acide urique et les corps voisins

Mémoire présenté au Congrès Français de Médecine

(IVᵉ Session) Montpellier 1898

PAR

Le Dʳ F. CHIAÏS (de Menton)

Médecin consultant à Évian-les-Bains (Haute-Savoie)
Lauréat de la Faculté de Médecine de Montpellier
Ancien interne des Hôpitaux de Montpellier
Médaille de Bronze 1886, Médaille d'Argent 1890
Rappels de Médailles d'Argent 1891, 1892, 1896, 1897
Ex-Médecin de l'Hôpital de Menton
Membre correspondant de la Société Royale de Médecine publique
et de Topographie médicale de Belgique, etc.

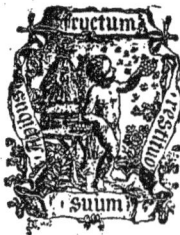

PARIS
SOCIÉTÉ D'ÉDITIONS SCIENTIFIQUES
4, RUE ANTOINE-DUBOIS, 4

1898

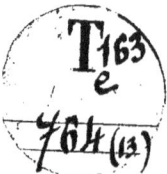

PRINCIPALES PUBLICATIONS DE L'AUTEUR
sur les Eaux d'Évian

ACTION PHYSIOLOGIQUE DES EAUX D'ÉVIAN. — Travail honoré d'une médaille de bronze par M. le Ministre du Commerce sur proposition de l'Académie de médecine — 1886. Resté inédit.

EAUX D'ÉVIAN ET ARTHRITISME. — Travail honoré d'une médaille d'argent par M. le Ministre de l'Intérieur sur proposition de l'Académie de médecine — 1888. (Camille Coulet, Montpellier. — G. Masson, Paris).

NUTRITIONS PATHOLOGIQUES ET EAUX D'ÉVIAN. — TRANSFORMATION DE LA NUTRITION PATHOLOGIQUE HYPOAZOTURIQUE EN NUTRITION NORMALE. — Travail honoré d'une médaille d'argent par M. le Ministre de l'Intérieur sur proposition de l'Académie de médecine — 1889.(Camille Coulet, Montpellier. — G. Masson, Paris).

NEURASTHÉNIE ET GOUTTE HYPOAZOTURIQUES. — Indications que remplit l'Eau d'Évian — 1891. (Camille Coulet, Montpellier. — G. Masson, Paris).

TROUBLES NUTRITIFS CHEZ LES ARTÉRIO-SCLÉREUX. — Indications que remplit l'Eau d'Évian — 1892. (Camille Coulet, Montpellier. — G. Masson, Paris).

LA NON IDENTITÉ DES FONCTIONS PHYSICO-CHIMIQUES DU MILIEU ORGANIQUE EN ÉTAT DE SANTÉ ET EN ÉTAT DE MALADIE. (Congrès de Caen 1894).

LES EAUX D'ÉVIAN DANS L'ARTHRITISME. — LA NEU-RASTHÉNIE. — LA GOUTTE. — Travail honoré d'une médaille d'argent par M. le Ministre de l'Intérieur sur proposition de l'Académie de médecine. — Paris, Société d'Éditions Scientifiques — 1896.

L'ACTION INTIME ET LES INDICATIONS THÉRAPEUTIQUES DES EAUX D'ÉVIAN. — CHIMIE BIOLOGIQUE ET HÉMA-TOSPECTROSCOPIE. — Travail honoré d'une médaille d'argent par M. le Ministre de l'Intérieur sur proposition de l'Académie de médecine. — Paris, Société d'Éditions Scientifiques — 1897.

NOTES CLINIQUES SUR LES EAUX D'ÉVIAN. — *Sommes-nous tous égaux devant les Eaux d'Évian ? Restons-nous toujours égaux à nous-mêmes devant les Eaux d'Évian ?* — Travail honoré d'une médaille d'argent par M. le Ministre de l'Intérieur sur proposition de l'Académie de médecine. — Paris, Société d'Éditions Scientifiques — 1897.

L'action réductrice

des Eaux d'Évian

sur

l'acide urique et les corps voisins

Mémoire présenté au Congrès Français de Médecine

(IVᵉ Session) Montpellier 1898

PAR

Le Dʳ F. CHIAÏS (de Menton)

Médecin consultant à Évian-les-Bains (Haute-Savoie)
Lauréat de la Faculté de Médecine de Montpellier
Ancien interne des Hôpitaux de Montpellier
Médaille de Bronze 1886, Médaille d'Argent 1890
Rappels de Médailles d'Argent 1891, 1892, 1896, 1897
Ex-Médecin de l'Hôpital de Menton
Membre correspondant de la Société Royale de Médecine publique
et de Topographie médicale de Belgique, etc.

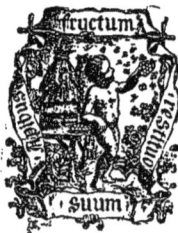

PARIS
SOCIÉTÉ D'ÉDITIONS SCIENTIFIQUES
4, RUE ANTOINE-DUBOIS, 4

1898

L'ACTION DES EAUX D'ÉVIAN

SUR

L'ACIDE URIQUE ET LES CORPS VOISINS

Le traitement méthodique par les Eaux d'Évian exerce une action réductrice sur l'acide urique et les corps voisins.

On devine que cet effet doit être quand on a les connaissances déjà acquises sur les effets de ces eaux, présentes à l'esprit (1).

Dans la première partie de notre travail, nous allons résumer ces connaissances.

L'exposé de nos recherches sur l'action du traitement par les Eaux d'Évian sur l'acide urique et les corps voisins qui est l'objet principal de ce mémoire, et qui sera le sujet de la seconde partie, y gagnera en clarté et en simplicité.

---

(1) F. Chiaïs — *Eaux d'Évian et Arthritisme* — Action curative des Eaux d'Évian dans les perversions nutritives des arthritiques caractérisées par de l'hypoazoturie ou du déséquilibre urinaire — (Paris. G. Masson 1890).

PREMIÈRE PARTIE

L'action des Eaux d'Évian sur les fonctions anaérobies et sur les fonctions aérobies des cellules.

1º Les Eaux d'Évian, méthodiquement prises, agissent sur toutes les cellules en activant les forces moléculaires qui sont incessamment en activité dans les organismes vivants. La suractivité des forces moléculaires se constate dans la diffusion intense de ces eaux, dans l'endomose et l'exosmose rapides qu'elles provoquent et dont la mise en fonction se révèle dans le fait de la rapide élimination des eaux par la sécrétion rénale (1). C'est à cet effet que la suractivité des vies cellulaires se trouve liée (2).

2º Les cellules soumises à l'action des Eaux d'Évian se débarrassent mieux des résidus de leur nutrition par effet de la suractivité de la vie cellulaire. Pendant la cure, la diurèse des solides se continue, très souvent, plus active qu'avant le traitement, après que l'eau a été complètement éliminée.

3º La suractivité de la vie cellulaire a pour conséquence une consommation plus grande d'albuminoïdes. Au début du traitement tous les produits excrémentitiels urinaires augmentent :

---

(1) F. Chiaïs — *Eaux d'Évian et Arthritisme* — page 89 (G. Masson 1890).

(2) F. Chiaïs — *Les Eaux d'Évian dans l'arthritisme, la neurasthénie, la goutte,* page 25 à 30 (Paris — Société d'Editions Scientifiques) 1896.

un peu plus tard, l'urée urinaire augmente proportionnellement plus que les autres matériaux urinaires solides (1).

Cette augmentation de l'urée prouve qu'il y a suractivité de la vie anaérobie des cellules.

Monsieur le professeur Armand Gautier nous a appris que l'urée provient surtout du dédoublement des matières albuminoïdes par hydratation simple et avant tout oxydation. « Le dédoublement anaérobie des albuminoïdes, dit-il (2), fait passer la presque totalité de l'azote à l'état de carbonate d'ammoniaque et l'on sait que dans l'économie ce sel est apte à se changer en urée par hydratation. »

La méthode d'Ehrlich qui consiste à faire pénétrer dans le sang durant la vie, à l'état de sels de soude solubles le bleu d'alizarine ou celui de céruléine, substances très colorées, mais aptes en s'unissant à l'hydrogène à devenir des corps incolores, démontre que les milieux essentiellement réducteurs pendant la vie sont les parties blanches du cerveau, de la moelle et des nerfs, les muscles, les cartillages, le foie, la partie corticale des reins, le parenchyme pulmonaire. Les coupes du foie sont tout à fait exemptes de bleu au microscope sauf sur la lumière des canaux biliairés (3).

Or, le foie est le principal agent de la formation de l'urée.

Ce fait est scientifiquement établi depuis les expériences de Meissner (4) Cyon (5) Frerichs (6) Parkes (7), etc. Monsieur le

---

(1) F. Chiaïs. - *Eaux d'Évian et Arthritisme* (page 86, G. Masson 1890).
(2) Armand Gautier — *Traité de Chimie.*(Tome III, page 774).
(3) Armand Gautier. — *La Chimie de la Cellule Vivante* — (page 89).
(4) Meissner. -- *Jahresbericht für* 1864, (page 386) cité par Brouardel.
(5) Cyon. — *Schmidt's Jahrb*, 1871 (T.CLII, pag. 12) cité par Brouardel.
(6) Frerichs — *Maladies du Foie* — (Trad. Franç., 2ᵉ éd. 1866), cité par Brouardel.
(7) Parkes — *The Lancet* 1871 (page 467) cité par Brouardel.

professeur Brouardel en a donné la démonstration clinique dans
son travail portant pour titre, l'Urée et le Foie (1). Monsieur
le professeur Ch. Richet, en a fourni la démonstration physiologique dans une note présentée à l'Académie des Sciences (2)
que Monsieur le professeur Armand Gautier résume dans sa
chimie de la cellule vivante de la manière suivante : « Ch. Richet
vient de démontrer directement que le foie extrait de l'animal
encore vivant et rendu aseptique plongé dans la parafine fondue
et abandonné à lui-même produit directement de l'urée par fermentation à l'abri de tout microbe et de l'oxygène libre. C'est là ajoute
Monsieur le professeur Armand Gautier une importante démonstration de la thèse que nous soutenons depuis longtemps, que la
majeure partie de l'urée dérive non d'une oxydation, mais d'une
fermentation qui hydrate les albuminoïdes (3).

4° L'effet de suractivité ne se porte pas seulement sur les
propriétés réductrices des tissus, il se porte aussi sur les propriétés oxydantes. La vie aérobie des cellules est, en effet,
également stimulée par le traitement méthodique par les Eaux
d'Évian. Ce qui nous le démontre c'est l'examen direct de la
réduction de l'oxyhémoglobine à travers l'ongle du pouce. La
réduction de l'oxyhémoglobine est plus rapide pendant le traitement méthodique par les Eaux d'Évian que dans les conditions
physiologiques de la nutrition.

L'étude de la réduction sous-unguéale de l'oxyhémoglobine
a été faite avant, pendant et après le traitement méthodique
par les Eaux d'Évian. L'examen a été pratiqué, à l'aide de l'hé-
matospectroscope à vision directe, en se conformant à la méthode

(1) Brouardel — L'Urée et le Foie — (G. Masson Paris 1877).
(2) Comptes rendus de l'Académie des Sciences (T. CXIII, p. 1125).
(3) Armand Gautier — La Chimie de la Cellule Vivante — pag. 73 à 79.

du Dr. Henocque (1). Le moment, en cours de traitement, qui permet de saisir avec le plus de netteté l'action des Eaux d'Évian sur l'activité réductrice des tissus est celui où se réalise la rapide élimination de l'eau par la sécrétiom urinaire (2). On voit alors sous l'ongle du pouce, l'oxyhémoglobine disparaître en 30 à 35 secondes. La puissance réductrice des cellules pour l'oxyhémoglobine est doublée du fait de la rapide circulation des Eaux d'Évian à travers les éléments de nos tissus : en effet pendant le fonctionnement physiologique des tissus, l'oxyhémoglobine ne disparaît dans les mêmes conditions, qu'en 70 secondes (Hénocque) (3).

5° Le retour de la réduction de l'oxyhémoglobine à l'activité physiologique ne se fait pas instantanément : après l'élimination urinaire, l'activité réductrice des tissus pour l'oxyhémoglobine reste plus intense qu'au normal, et elle se maintient encore au-dessus du normal, quelque temps après que le traitement a été suspendu.

Ce sont les suractivités de la vie cellulaire, que les faits que nous venons de rappeler établissent très-nettement, qui sont la raison de l'action réductrice que le traitement méthodique avec les Eaux d'Évian exerce sur l'acide urique et les corps voisins.

––––––––––

(1) Hénocque — *Spectroscopie biologique* — (p. 160 à 166. Paris G. Masson).

(2) F. Chiaïs — *L'action intime des Eaux d'Évian* — (Paris Soc. d'Éditions Scientifiques).

(3) Henocque ibid. p. 168.

DEUXIÈME PARTIE

L'action réductrice des Eaux d'Évian sur l'acide urique et les corps voisins.

En milieu réducteur les composés uriques, xanthiques et créatiniques donnent naissance à de l'urée. « Il est incontestable, dit Armand Gautier (1) que les dédoublements par hydratation des composés uriques, xanthiques et créatiniques peuvent donner naissance à de l'urée ». L'acide urique se débouble par simple hydratation en acide dialurique et en urée, et l'acide dialurique donne à son tour en s'hydratant de l'urée et de l'acide tartronique (2).

Nous avons étudié les effets des Eaux d'Évian sur l'acide urique, par le procédé de Heintz (3) basé sur la précipitation de cet acide par l'acide chlorhydrique. Les effets de ces Eaux sur l'aide curique et les corps voisins ont été déterminés par le procédé volumétrique de Haycraft-Deroide simplifié par Denigès qui repose sur la précipitation de ces divers corps au moyen du nitrate d'argent ammoniacal.

------

(1) Armand Gautier — *Traité de Chimie* — (Tome III, page 774, Paris).

(2) Armand Gautier — *Traité de Chimie* — (Tome III, page 210, Paris).

(3) Camille Vieillard — *L'Urine humaine* — (p. 188, Soc. d'Édit. Scient. 1897).

Les déterminations analytiques qui servent de base au présent travail, ont été faites, devant nous, par Monsieur Guérin, pharmacien de 1ᵉʳ classe à Évian, ancien pharmacien adjoint des Hôpitaux de Lyon. Il est de notre devoir de le remercier du concours qu'il nous a prêté.

La précipitation de l'acide urique par l'acide chlorhydrique nous avait en 1889 conduit aux deux conclusions suivantes :

« Sous l'influence du traitement par les Eaux d'Évian l'acide urique urinaire augmente tout d'abord, puis il diminue, tombe quantitativement au-dessous du taux normal et quelquefois disparaît complètement des urines (1).

« Au moment de l'élimination de l'eau par la sécrétion urinaire l'acide urique est plus complètement réduit qu'il ne l'est dans les périodes qui séparent les éliminations de l'eau : la méthode par précipitation nous démontre que l'acide urique est, presque toujours, complètement réduit pendant l'élimination si active de l'eau.

Des liens étroits relient chimiquement et physiologiquement l'acide urique avec les bases xanthiques. Physiologiquement les bases xanthiques se forment dans l'organisme en même temps que l'acide urique. Chimiquement l'acide urique se change en xanthine sous l'influence de l'hydrogène naissant.

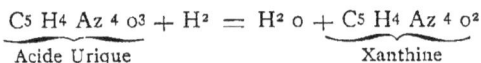

$$\underbrace{C^5\ H^4\ Az^4\ o^3}_{\text{Acide Urique}} + H^2 = H^2 o + \underbrace{C^5\ H^4\ Az^4\ o^2}_{\text{Xanthine}}$$

Des liens étroits relient l'acide urique à l'urée « si l'on fait bouillir longtemps l'acide urique avec de l'eau, il se dédouble en

(1) F. Chiaïs — *Eaux d'Évian et arthritisme* — (page 86).

un acide uréique nouveau, l'acide dialurique, et en urée (1).

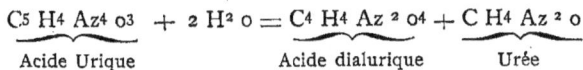

$$\underbrace{C^5\ H^4\ Az^4\ o^3}_{\text{Acide Urique}} + 2\ H^2\ o = \underbrace{C^4\ H^4\ Az^2\ o^4}_{\text{Acide dialurique}} + \underbrace{C\ H^4\ Az^2\ o}_{\text{Urée}}$$

Ce double ordre de faits chimiques rendait possible deux hypothèses pour expliquer l'action que le traitement méthodique avec les Eaux d'Évian exerce sur l'acide urique.

Première hypothèse : L'acide urique est transformé en xanthine. .

Deuxième hypothèse : L'acide urique est transformé en acides uriques nouveaux et en urée.

Le procédé de Haycraft-Deroide modifié par Denigès (2) fait le dosage simultané de l'acide urique et des corps voisins. Si la première hypothèse est vraie, c'est-à-dire si l'acide urique se transforme en xanthine la somme totale des corps précipités par le nitrate d'argent ammoniacal ne doit pas diminuer ; si c'est au contraire la seconde hypothèse qui se réalise, le traitement doit nous permettre de constater une diminution de l'acide urique et des corps voisins, car ces corps voisins sont transformables en urée sinon en totalité, tout au moins partiellement quand le milieu est réducteur.

« Les dérivés par dédoublement et oxydation de la série xanthique : xanthine, sarcine, guanine, adénine et analogues, sont

---

(1) Armand Gautier — *Traité de Chimie* — (Tome III, pag. 207, Paris 1892. Lib. Savy).

(2) G.Denigès — Dosage rapide des composés xantho-uriques de l'urine — (Bulletin de la Société Chimique de Paris, 5 Mars 1894) page 226 à 230.

les mêmes, nous enseigne Monsieur le professeur Armand Gautier (1), que ceux de la série urique ; urée, acides oxaluriques, mésoxalique, oxalique, acide carbonique et eau ».

Sur les indications données par le procédé de Haycraft-Déroide voici ce que nous enseigne Camille Viellard dans son excellente étude sur l'urine humaine : « Avec des dissolutions d'acide urique pur, la méthode de Haycraft-Déroide donne des résultats très exacts et comparables à ceux fournis par la méthode de Salkowski : avec l'urine, au contraire, les chiffres obtenus par la méthode volumétrique sont toujours sensiblement plus élevés que ceux fournis par la pesée. D'après Haycraft-Deroide cela viendrait de ce que, dans l'urine, d'autres substances que l'acide urique, appartenant au même groupe chimique, précipitaient également l'argent. Aussi le professeur Déroide propose-t-il avec raison d'exprimer les résultats de ce dosage sous cette rubrique : *Acide urique et corps voisins.* Ces corps voisins seraient en particulier la xanthine, l'hypoxanthine, les matières colorantes, etc. La méthode de Salkoswski-Ludwig resterait donc la vraie méthode exacte et scientifique donnant *l'acide urique vrai*, tandis que celle de Haycraft-Déroide donne en même temps l'ensemble des corps xanthiques et peut-être d'autres substances encore. D'après Déroide, sur 100 d'acide urique il y en a en moyenne 22,3 de corps xanthiques.

« Au point de vue chimique, cette remarque n'enlève rien de sa valeur à la méthode de Haycraft, tout au contraire il est en effet très intéressant pour l'interprétation de l'analyse de connaître non seulement le poids absolu de l'acide urique préformé, mais aussi celui des substances qui, par leur parenté chimique

(1) Armand Gautier — *Traité de Chimie* — (Tome III, p. 771, Paris 1892. F. Savy).

avec cet acide, ont une signification pathologique de même nature

« C'est même, à certains égards, ce qui nous fait donner la préférence, ajoute Camille Vieillard, à la méthode de Déroide sur les autres, et ce qui rend particulièrement intéressante l'étude des rapports de l'acide urique à l'urée, ces rapports deviennent ainsi superposables à ceux de l'azote totale et de l'azote de l'urée (1) ».

Le procédé de Denigès donne les mêmes résultats que le procédé Haycraft-Déroide (2).

Le procédé de Haycraft-Déroide et le procédé de Denigès échappent au reproche d'inexactitude que l'on fait au procédé encore aujourd'hui classique de la précipitation de l'acide urique par l'acide chlorhydrique (3).

Si le procédé de Denigès confirme nos conclusions sur la réduction de l'acide urique par le traitement méthodique avec les Eaux d'Évian déduites du procédé de la précipitation, nos recherches acquèreront une précision presque mathématique et la théorie vitale de l'action des Eaux d'Évian sur la vie cellulaire aura trouvé une confirmation éclatante (4).

---

(1) Camille Vieillard — *L'Urine humaine* — (page 192 à 194, Paris 1897 Soc. d'Édit. Scientif.) Pour la préparation des liqueurs titrées et pour le manuel opératoire du procédé Haycraft-Déroide voir l'ouvrage ci-dessus, page 189 à 192.

(2) Denigès — Dosage rapide des composés xantho-uriques de l'urine (ibid.) p. 229.

(3) Déroide — *Sur le dosage de l'acide urique* — (Thèse de Lille, 1891, cité par C. Vieillard).

(4) NOTA.— Voici quel est le jugement de Camille Vieillard sur la valeur du procédé de dosage de l'acide urique par l'acide chlorhydrique. « Le premier et le plus grave des nombreux inconvénients qu'il présente, est son défaut d'exactitude. Il est vrai qu'on a cherché à y remédier en adoptant un coefficient de correction qui est pour chaque 100cc de liquide (filtrat et eau de lavage).

Passons à l'exposition des faits, et voyons les résultats donnés par les analyses.

PREMIÈRE OBSERVATION

DIABÉTIQUE.

Au début du Traitement (24 Juin).

Il rend par 24 heures 73 grammes de solides urinaires,
Le sucre entre dans la masse totale des solides pour la somme de 15 grammes 18.
Urée 15 grammes 71.
La somme totale d'acide urique et corps voisins est de 2 gr. 50.

Vers la fin du Traitement (8 Juillet).

La somme totale des solides urinaires est de 56 grammes.
Le sucre entre dans cette masse totale de solides urinaires pour la somme de 9 grammes 23.
Urée 15 grammes 37.
La somme totale d'acide urique et corps voisins est de 0 gr. 86.

D'après Zabelin de 0,0045.
D'après Schwanert de 0,0048.
Yvon et la plupart des auteurs français adoptent le coefficient de Zabelin, mais le professeur Déroide a montré que l'emploi de ce coefficient ne suffisait pas à supprimer l'erreur et que de plus il était très variable suivant la nature de chaque urine.
La méthode de Heintz a de plus l'inconvénient d'exiger un temps très long pour la précipitation de l'acide urique (deux ou trois jours environ) encore cette précipitation reste-t-elle toujours incomplète et parfois même elle est encore absolument nulle au bout de 48 heures. Il faut donc comme le conseille Déroide, rejeter le procédé de Heintz malgré la faveur dont il jouit et recourir à une autre méthode. »

DEUXIÈME OBSERVATION

DIABÉTIQUE.

Au début du Traitement (7 Juillet).

La somme totale des solides urinaires est, dans les 24 heures, de 72.26.

Le sucre est représenté dans cette masse totale de solides par 18 gr. 2.

Urée 26 gr. 76.

La somme totale d'acide urique et corps voisins est de 0 gr. 990.

Vers la fin du Traitement (24 Juillet).

La somme totale des solides urinaires est de 97 gr. 89.

La quantité de sucre qui entre dans cette masse totale de solides urinaires est de 25 gr. 48.

Urée 30 gr. 8.

La somme totale d'acide urique et corps voisins est de 0 gr. 705.

TROISIÈME OBSERVATION

NEURASTHÉNIQUE AVEC ATONIE GASTRIQUE.

Au début du Traitement (10 Juillet).

La personne qui va se soumettre au traitement méthodique par les Eaux d'Évian rend par les reins, dans les 24 heures, au début du traitement, 27 gr.60 de solides urinaires avec 14 gr. 50 d'urée. La somme totale d'acide urique et corps voisins est de 0 gr. 567.

10 jours plus tard.

La somme totale de solides urinaires des 24 heures est de 48 gr. 05 avec 21 gr. 09 d'urée.

La somme totale d'acide urique et corps voisins est de 0 gr. 63.

QUATRIÈME OBSERVATION

ATONIE GASTRO INTESTINALE ET FAIBLE TENSION CIRCULATOIRE.

Au début du Traitement (17 Juillet).

La somme totale des solides urinaires des 24 heures est de 40 gr. 19 avec 16 gr. 38 d'urée.
La somme totale d'acide urique et corps voisins est de o. gr. 507.

Vers la fin du traitement (31 Juillet).

La somme totale des solides urinaires, des 24 heures, est de 41 gr. 94 avec 16 gr. 50 d'urée.
La somme totale d'acide urique et corps voisins est de o gr. 21.

CINQUIÈME OBSERVATION

COLIQUES NÉPHRÉTIQUES, CYSTITE LÉGÈRE, AFFAIBLISSEMENT

NERVEUX, DIGESTIONS LENTES ET DOULOUREUSES.

Au début du Traitement.

La somme totale des solides urinaires est de 57 gr. 33 pour les 24 heures, avec 26 gr. 70 d'urée.
La somme totale d'acide urique et corps voisins est de 1 gr. 46.

7 jours plus tard.

La somme totale des solides urinaires est de 43 gr. 04 avec 16 gr. 75 d'urée.
La somme totale d'acide urique et corps voisins est de o gr. 668·
La méthode par précipitation ne donne pas de quantité dosable d'acide urique.

SIXIÈME OBSERVATION

AMAIGRISSEMENT RAPIDE — DÉPRESSION NERVEUSE CONSIDÉRABLE — INSOMNIE ET CONSTIPATION

Nous avons fait faire trois dosages chez ce malade. Il a continué son traitement pendant 35 jours.

Au début du Traitement (24 Juillet).

La somme totale des solides urinaires est, pour les 24 heures, de 52 gr. 84 avec 25 gr. 30 d'urée.
La somme totale d'acide urique et corps voisins est de 0 gr. 94.

Le 8 Août.

La somme totale des solides urinaires est, pour les 24 heures, de 55 gr. 92 avec 25 gr. 09 d'urée.
La somme totale d'acide urique et corps voisins est de 1 gr. 50.

A la fin du Traitement (24 Août).

La somme totale des solides urinaires est de 64 gr. 30, avec 22 gr. 7 d'urée.
La somme totale d'acide urique et corps voisins est de 0 gr. 73.
La précipitation par l'acide chlorhydrique donne 0 gr. 70.

SEPTIÈME OBSERVATION

ASTHMATIQUE AVEC INSUFFISANCE RÉNALE INTERMITTENTE.

Au début du Traitement (28 Juillet).

La somme totale des solides urinaires est de 36 gr. 36 avec 14 gr. 85 d'urée.
La somme totale d'acide urique et corps voisins est de 0 gr. 63.

9 jours plus tard (5 Août).

La somme totale des solides urinaires, des 24 heures, est de 31 gr. 45 avec 15 gr. 75 d'urée.

La somme totale d'acide urique et corps voisins est de 0 gr. 930

Vers la fin du Traitement (14 Août).

La somme totale des solides urinaires est de 49.75 avec 15 gr. 81 d'urée.

La somme totale d'acide urique et corps voisins est de 0 gr. 380.

La précipitation par l'acide chlorhydrique donne 0 gr. 348.

HUITIÈME OBSERVATION

COLIQUES NÉPHRÉTIQUES SANS AUTRES SYMPTÔMES PATHOLOGIQUES.

Au début du Traitement (5 Août).

La somme totale des solides urinaires des 24 heures est de 49 gr. 90 avec 22 gr. 95 d'urée.

La somme d'acide urique donnée par la précipitation avec l'acide chlorhydrique est de 0 gr. 285,

Vers le milieu du Traitement.

La somme totale des solides urinaires des 24 heures est de 59 gr. 27 avec 31 gr. 8 d'urée.

La méthode par précipitation donne comme acide urique 0 gr. 508.

La somme totale d'acide urique et corps voisins est de 1 gr. 113.

Il n'a pas été possible de faire des dosages a la fin du traitement.

NEUVIÈME OBSERVATION

NEURASTÉNIE AVEC DYSPEPSIE. - VOMISSEMENTS ALIMENTAIRES

FRÉQUENTS. — AMAIGRISSEMENT ACCENTUÉ. — FAIBLE

TENSION CIRCULATOIRE.

Après 10 jours de Traitement (14 Août).

La somme totale des solides urinaires, des 24 heures, est de 32 gr. 62 avec 14 gr. 75 d'urée.
La somme totale d'acide urique et corps voisins est de o gr. 441.

Vers la fin du Traitement.

La somme totale des solides urinaires est de 34 gr. 40 avec 13 gr. 27 d'urée.
La somme totale d'acide urique et corps voisins est de o gr. 284.

DIXIÈME OBSERVATION

ARTÉRIO-SCLÉROSE AVEC HYPERTENSION ET LÉGÈRE

ALBUMINURIE.

o gr. 37 d'albumine dans les 24 heures.

Au début du Traitement (20 Août).

La somme totale des solides urinaires, des 24 heures, est de 51 gr. 07 avec 21 gr. 23 d'urée.
La somme totale d'acide urique et corps voisins est de o gr. 920.
La précipitation par l'acide chlorhydrique donne o gr. 735 d'acide urique pour les 24 heures.

Vers le milieu du Traitement (2 Septembre).

La somme totale des solides urinaires rendus, dans les 24 heures, est de 54 gr. 24 avec 19 gr. 88 d'urée.

La somme totale d'acide urique et corps voisins est de 0 gr. 977.

Par précipitation avec l'acide chlorhydrique on obtient 0 gr. 376 d'acide urique.

Il n'a pas été fait de dosages à la fin du traitement.

ONZIÈME OBSERVATION

SCLÉROSE HÉPATIQUE COMMENÇANTE AVEC LÉGÈRE ASCITE.

Au début du Traitement (23 Août).

La somme totale des solides urinaires, des 24 heures, est de 54 gr. avec 24 gr. 82 d'urée.

La somme totale d'acide urique et corps voisins est de 0 gr. 828.

Vers la fin du Traitement (6 Septembre).

La somme totale des solides urinaires des 24 heures est de 66 gr. avec 29 gr. 90 d'urée.

La somme totale d'acide urique et corps voisins est de 1 gr. 038.

DOUZIÈME OBSERVATION

ARTÉRIO-SCLÉROSE AVEC HYPERTENSION, ALBUMINURIE

ET LÉGER DIABÈTE.

La tension artérielle est de 22 cent. de mercure.

Albumine par 24 heures 2 gr. 07.

Sucre 13 gr. 8.

Au début du Traitement (25 Août).

La somme totale des solides urinaires est de 92 gr. 45 avec 34 gr. 10 d'urée.
La somme totale d'acide urique et corps voisins est de 1 gr. 299.
Par précipitation on obtient comme total d'acide urique des 24 heures, o gr. 560.

6 jours après (1er Septembre).

La somme totale des solides urinaires, des 24 heures, est de 68 gr. 56 avec 29 gr. 50 d'urée.
Albumine 2 gr. 21.
Sucre 4 gr. 04.
La somme totale d'acide urique et corps voisins est de 1 gr. 19.
Par précipitation avec l'acide chlorhydrique on obtient o gr. 539 d'acide urique.

A la fin du Traitement (9 Septembre).

La somme totale des solides urinaires, des 24 heures, est de 66 gr. 40 avec 32 gr. 77 d'urée.
Albumine 1 gr. 14.
Sucre 4 gr. 90.
La somme totale d'acide urique et corps voisins est de 1 gr. 21.
La précipitation de l'acide urique par l'acide chlorhydrique donne o gr. 342.

Présentons dans un tableau d'ensemble les résultàts numériques. Le rapprochement des chiffres facilitera la démonstration de l'action réductrice, du traitement méthodique avec les Eaux d'Evian, sur l'acide urique et les corps voisins.

	SOLIDES		URÉE		A. Ur. C. V.	
	D. du t	F. du t	D. du t	F. du t	D. du t	F. du t
1° *Observation.* — Diabétique.	75.00	56.00	16.71	15.37	2.50	0.86
2° *Observation.* — Diabétique.	72.26	97.80	26.76	30.80	0.799	0.705
3° *Observation.* — Neurasthé-nie avec dyspepsie........	27.60	48.05	14.50	21.09	0.567	0.63
4° *Observation.* — Atonie gastro-intestinale	40.19	41.94	16.38	16.50	0.507	0.21
5° *Observation.* — Coliques néphrétiques.............	57.33	43.4	26.70	16.75	1.490	0.668
6° *Observation.* — Neurasthé-nie avec amaigrissement rapide.................	52.84	64.30	27.30	22.70	0.940	0.73
7° *Observation.* — Asthmati-que arthritique..........	36.36	49.75	14.85	15.81	0.63	0.38
8° *Observation.* — Coliques néphrétiques.............	49.40	59.27	22.95	31.8	par précip. 0.285	0.568 Denigès
9° *Observation.* — Neurasthé-nie avec dyspepsie et vo-missements.............	32.62	34.40	14.75	15.27	0.441	0.284
10° *Observation.* — Artério-sclérose avec légère albu-minurie................	51.07	54.24	21.23	19.88	0.920	0.977
11° *Observation.* — Sclérose hépathique au début avec ascite................	54.00	66.40	24.82	29.90	0.828	1.038
12° *Observation.* — Artério-sclérose avec albuminurie et diabète........	92.42	60 42	34.10	32.77	1.299	1.210

La moyenne des onze observations dont l'acide urique et les corps voisins ont été dosés au début et à la fin du traitement par le procédé volumétrique de Haycraft-Déroide simplifié par Dénigès est, pour l'ensemble de ces divers produits :

Au début du traitement de o gr. 990.

A la fin du traitement de o gr. 699.

L'effet réducteur réalisé par le traitement méthodique avec les Eaux d'Évian sur l'acide urique et les corps voisins ressort réel et évident du rapprochement de ces chiffres.

Notons que l'effet réducteur se réalise et lorsqu'il y a diabète et lorsqu'il y a albuminurie et même quand l'albuminurie et le diabète se trouvent associés.

Cet effet réducteur nous explique pourquoi on voit se traiter avec succès à Évian de leurs perversions nutritives et de leurs perversions fonctionnelles les malades atteints de ralentissement vrai de la nutrition et les malades dont le rapport de l'azote de l'urée à l'azote total est irrégulier et au-dessous du rapport normal(1). Ces perversions nutritives se rencontrent quand il y a insuffisance d'action des centres réducteurs.

---

(1) F. Chiaïs — *Eaux d'Évian et Arthritisme* — Action curative des Eaux d'Évian dans les perversions nutritives des arthritiques caractérisées par de l'hypoazoturie ou du déséquilibre urinaire. (Paris, G. Masson 1890).

Les neurasthénies à forme dépressive, l'insuffisance hépathique, l'insuffisance rénale, les dépressions nerveuses avec affaiblissement des fonctions musculaires, les perversions fonctionnelles des poumons d'origine arthritique, les affaiblissements fonctionnels de l'appareil gastro-intestinal et de l'appareil circulatoire, non seulement s'améliorent, mais se guérissent par le traitement méthodique avec les Eaux d'Évian (1).

Ces résultats sont dus à l'action que le traitement par les Eaux d'Évian exerce sur les centres des activités réductrices. Les centres des activités réductrices sont, comme le démontre l'expérience de Ehrlich (2), les parties blanches du cerveau, de la moelle et des nerfs, le foie, la partie corticale des reins, le parenchyme pulmonaire, les cartilages.

Le contrôle de nos recherches sur les effets des Eaux d'Évian serait du plus haut intérêt. Dans l'étude des effets de ces Eaux se trouve la solution de la question du diagnostic de la nutrition physiologique et des nutritions pathologiques, et la démonstration de ce grand fait physiologique : que, ce qui fait la guérison, ce n'est pas le médicament, mais la réaction vitale (3). Provoquer la réaction vitale, tel est le but que doit atteindre le clinicien.

Mes études sur les Eaux d'Évian m'ayant appris par quels processus se réalisait la guérison des perversions de la nutrition, j'ai comparé leurs effets thérapeutiques aux effets des autres médications qui sont capables de guérir ces mêmes perversions.

---

(1) F. Chiaïs — *Les Eaux d'Évian dans l'arthritisme, la neurasthénie, la goutte.* (Société d'Éditions scientifiques, Paris 1896).

(2) Voir plus haut, page 2, l'expérience de Ehrlich.

(3) F. Chiaïs — *Notes cliniques sur les Eaux d'Évian* — Sommes-nous tous égaux devant les Eaux d'Évian ? Restons-nous égaux à nous-mêmes devant les Eaux d'Évian ? (Paris. Soc. d'Edit. Scientif. 1896).

La conclusion que j'ai pu déduire de ces recherches com-
parées est la suivante :

« *S'il existe une infinité de manières d'être malade, il n'y
a qu'un petit nombre de processus pour se guérir : Il faut toujours
ramener au degré physiologique la circulation des aliments
minéraux et la réduction des aliments organiques.*

Cette conclusion thérapeutique est le corollaire de la
suivante donnée par Monsieur le professeur Bouchard comme
déduction de ses recherches sur la pathogénie des perversions morbides provoquées par les maladies infectieuses :

« *S'il existe une infinité de manières d'être malade, il n'y a
qu'un petit nombre de procédés pour le devenir (1).*

---

(1) Charrin — *Poisons de l'organisme — Poisons de l'Urine.* (Paris
G. Masson (sans date).

Les Indications et les Contre-Indications des Eaux d'Évian déduites des recherches, du Docteur CHIAÏS, sur leurs actions intimes et contrôlées par l'expérimentation clinique.

1° *Les Eaux d'Évian s'éliminent totalement par les voies urinaires et elles s'éliminent par ces voies 15 à 16 fois plus vite que les eaux de source non minéralisées.* Ce mode d'action les fait ordonner avec succès dans la gravelle, dans les maladies chroniques des bassinets, des uretères, de la vessie et de l'uréthre : il commande une grande prudence dans le traitement de ces maladies, si elles se compliquent de lésions rénales, car, les Eaux d'Évian imprudemment administrées à haute dose, peuvent provoquer la recrudescence des néphrites parenchymateuses.

2° *Les Eaux d'Évian activent les fonctions nutritives des éléments anatomiques :* Elles sont donc indiquées dans les atonies de tous les organes ; dans les atonies du système nerveux comme dans les atonies gastro-intestinales ; dans l'insuffisance rénale et dans l'insuffisance héphatique.

3° *Les Eaux d'Évian provoquent la réduction totale des matières albuminoïdes.* Les toxines sont de l'ordre des matières albuminoïdes. Les Eaux d'Évian seront donc utiles dans toutes les auto-intoxications. C'est cet effet de totale réduction des matières albuminoïdes qui fait que la dyspnée pré-scléreuse des artério-scléreux est rapidement dissipée par le traitement méthodique par les Eaux d'Évian. Cet effet de réduction totale des albuminoïdes par les Eaux d'Évian explique leur succès dans l'oxalurie, la diathèse urique et dans toutes les manifestations chroniques de l'arthritisme.

4° *Les Eaux d'Évian activent la réduction de l'oxyhémoglobine.* La réduction lente de l'oxyhémoglobine se constate dans la chlorose : si l'action des ferrugineux reste incomplète, une cure à Évian parachève le traitement de la chlorose qui dérive de l'arthritisme,et de la chlorose qui par sa guérison incomplète prépare l'arthritisme. L'obésité, l'anémie de croissance, certaines neurasthénies, certaines hypochondries, les chocs nerveux, moraux et physiques, ralentissent également la réduction de l'oxyhémoglobine (D* Hénocque). Les Eaux d'Évian méthodiquement administrées sont utilement employées dans toutes ces maladies. Les Eaux d'Évian sont indiquées chez les arthritiques goutteux, hépatiques, obèses, diabétiques, etc., *quand l'évolution de leur diathèse les a déprimés et affaiblis.*

5° L'augmentation de la réduction de l'oxyhémoglobine se constate à l'état pathologique : dans la pléhore, l'angine, la fièvre herpétique, l'emphysème pulmonaire, l'eczema, l'irritation spinale (D* Hénocque). Tous les états congestifs et pléthoriques sont une contre indication à l'emploi des Eaux d'Évian, car, avec la suractivité de la réduction de l'oxyhémoglobine coïncide presque toujours une suractivité de la réduction des tissus et surtout une suractivité dans la réduction des matières albuminoïdes. Chez ces malades les Eaux d'Évian ne sont jamais rapidement éliminées et elles ne sont jamais éliminées en totalité par les voies urinaires.

A LA MÊME SOCIÉTÉ D'ÉDITIONS

MENTON. — IMPRIMERIE COOPÉRATIVE MENTONNAISE, RUES PRATO ET ARDOINO.

www.ingramcontent.com/pod-product-compliance
Lightning Source LLC
Chambersburg PA
CBHW070801220326
41520CB00053B/4738